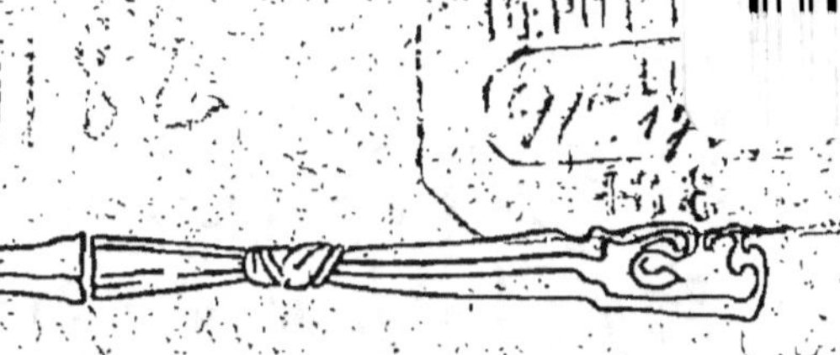

La France menacée

par l'Alcool

Wilfred MONOD

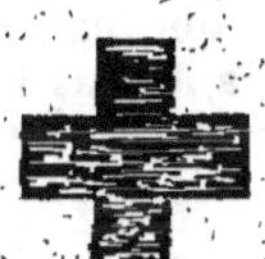

Agence : 53 bis, Rue St-Lazare, PARIS-9e (Trinité)
TÉLÉPHONE : Trudaine 55-27
COMPTE DE CHÈQUES POSTAUX : Paris 158.99

1923

NOTICE
sur la Société Française de la « Croix-Bleue »

Dans le département du Doubs, en 1876, un alcoolique invétéré prit le solennel engagement de renoncer à toute boisson enivrante ; des personnalités connues du village de Valentigney contractèrent avec lui le même engagement d'abstinence de toute boisson alcoolique, afin de le fortifier dans sa résolution.

Cette méthode, appliquée à des buveurs d'habitude, a donné partout les meilleurs résultats.

Aussi, dès 1883, en adoptant comme base le même engagement, la *Société Française de Tempérance de la Croix-Bleue* s'organisa.

Cette association a été déclarée le 9 mai 1904. Titre et objet : « Société Française de Tempérance de la Croix-Bleue. Relèvement, sauvetage des victimes de la boisson. »

Depuis lors, la Société Française de la Croix-Bleue a poursuivi sa tâche. Elle a institué, la première en France, des Conférences populaires avec projections lumineuses, démontrant les méfaits de l'alcoolisme ; des « Campagnes de Tempérance » furent poursuivies dans les grands centres, et les résultats obtenus sont des plus encourageants.

Des centaines de buveurs ont été guéris, et leurs foyers détruits par leur passion ont été reconstitués.

Alors que l'alcoolisme gagne les villages, que ses méfaits se manifestent dans tous les milieux, qu'il demeure le facteur de la dépopulation, de la tuberculose, du crime et de la misère, il nous paraît indispensable de continuer notre tâche.

Nos méthodes, fondées sur l'abstinence totale et les convictions religieuses, ont été éprouvées par l'expérience.

Par la création de sections de Croix-Bleue, nous groupons en faisceau, sans distinction politique ou ecclésiastique, toutes les personnes qui désirent s'associer à la lutte anti-alcoolique.

Le titre d'*auxiliaire* peut être conféré aux personnes qui n'ayant pas contracté l'engagement d'abstinence, mais connues par leur sobriété, coopèrent d'une manière quelconque à l'œuvre de l'Association.

La reconnaissance d'utilité publique a été donnée à notre Association par décret du 2 août 1922.

LA FRANCE MENACÉE PAR L'ALCOOL[1]

> « La justice peut-elle s'accorder avec l'iniquité ?
> La lumière avec les ténèbres ? Le Christ peut-il
> s'unir à Bélial ?
>
> « Séparez-vous des idolâtres, et ne touchez pas à
> ce qui est impur. »
>
> 2 CORINTHIENS, 6/14, 15, 17.

MES FRÈRES,

En plein quartier latin, l'autre jour, entre la Sorbonne vénérable et le majestueux Panthéon, au confluent de la Science et de la Gloire, un homme gisait sur le dos en travers de la chaussée. Il restait là, immobile, incapable et comme paralysé. Je m'approchai, croyant à un accident; je lui adressai la parole ; il me répondit, d'une voix pâteuse d'ivrogne ; cet ouvrier, bien bâti, jeune encore, et convenablement vêtu, était pris de boisson ! Oui, dans la rue Victor Cousin, le philosophe qui écrivit un livre intitulé : *le Vrai, le Beau, le Bien;* oui, aux portes mêmes de la Faculté de Droit, de la Bibliothèque Sainte-Geneviève, de l'École des Mines, et du Sénat, un Français étalait sa honte, exhibait son ignominie à la face du ciel ; et cela, devant une maison où le canon allemand tua une femme ; et cela, auprès de la voie sacrée, la *Via dolorosa* où le cercueil du Sol-

(1) Prédication donnée à l'Oratoire du Louvre, le 11 mars 1923, par le pasteur Wilfred Monod, professeur de théologie.

dat inconnu, emporté vers l'Arc de Triomphe, passa lentement dans la foule, sous les drapeaux en deuil et les funèbres voiles, à travers un brouillard de larmes.

Ah ! tragique anonyme, tu n'as pas voulu *cela!* Ni toi, ni tes camarades, vous n'avez saigné jusqu'à la mort, pour que l'abjecte ivresse, à Paris même, le Paris de la victoire, proclame aux yeux des étrangers notre déchéance et prophétise publiquement notre destruction, notre ruine consentie, notre suicide.

A qui la faute ? A vous, à moi, aux pouvoirs publics, à la presse. Récemment, à la Chambre, dans la discussion sur le privilège incompréhensible des bouilleurs de cru, un député s'écria : « Un petit verre d'alcool n'a jamais fait de mal à personne. » Vous avez bien entendu : « Un petit verre d'alcool n'a *jamais* fait de mal à *personne* »..... Pas même à un enfant, ou à un nerveux, ou à un buveur par hérédité ? ou à quelque indigène de nos colonies, incité à boire par notre régie officielle ?

Hélas ! l'opinion est si veule qu'un pareil propos, insolemment frivole, ou cynique et mensonger, n'a point soulevé, dans toute notre France, la clameur indignée d'une protestation nationale.

On jugerait sévèrement un parlementaire s'il soutenait qu'une pilule d'opium, une piqûre de cocaïne, une cuillerée d'éther, n'ont jamais nui à personne.

Un être qui réfléchit n'oserait même pas affirmer qu'une heure supplémentaire de couture n'a jamais tué une couturière. Le 23 juin 1863, une jeune confectionneuse, à Londres, après avoir tiré l'aiguille, en vue d'un bal de cour, pendant 26 heures consécutives, expira d'épuisement ; c'était le jour même où Renan publia sa *Vie de Jésus*.

Mes frères, soyons sérieux ! Si l'alcool est la substance maudite qui empoisonne les sources de la vie, et qui voue au rachitisme les enfants d'un père flétri, si l'alcool enlève à la créature pensante l'usage de la pensée, à la créature douée de volonté la prérogative du vouloir, à la créature douée de sentiment les affections naturelles, à la créature douée d'une conscience la distinction du bien et du mal, à la créature douée d'une âme la faculté de sauver son âme, je déclare solennellement qu'un pays où l'alcool coule à flots dans les rues, à portée de tous les gosiers, est un pays qui, sans le savoir, est de mentalité « défaitiste », puisqu'il s'abandonne et consent à périr.

On prétend que l'ivrognerie diminue en France. Je l'ignore ; j'ai rencontré, ces derniers temps, plus d'un homme ivre dans Paris. Mais si l'ivrognerie, peut-être, décroît, l'alcoolisme reste menaçant, et d'autant plus dangereux qu'il ronge un peuple plus affaibli. Vous me dispenserez d'apporter, dans un sermon, des statistiques ; les chiffres sont impossibles à retenir, et les nombres sont difficiles à se représenter ; il me faudrait, pour frapper l'imagination, utiliser les procédés de l'enseignement par l'aspect. Mais je ne suis pas ici pour donner une conférence ; mon dessein, ou plutôt mon devoir, est de lancer un appel, et cela sur le terrain de l'Evangile, avec des arguments qui relèvent non de l'hygiène ou de l'économie politique, mais de l'idéal chrétien.

C'est à votre conscience que je m'adresse, à la conscience morale ; je dis plus : à la conscience religieuse ; je dis plus : à la conscience qui se réclame des principes de conduite incarnés en Jésus-Christ.

Cela n'empêchera point mes affirmations d'être fondées sur une documentation solide ; car voilà trente ans que j'étudie le problème infernal de l'alcoolisme ; un ministère de quinze années en Normandie m'a contraint à prendre position, personnellement, dans le combat sans rémission et sans merci qui s'impose, en France plus qu'ailleurs, pour protéger ou sauver l'âme humaine.

...La France ! notre pays, notre patrie ! Ce nom revient obstinément sur mes lèvres, au moment même où j'énonce l'ambition de rester sur les hauts sommets de l'universalisme chrétien. Mais comment ne point la nommer, ici, avec la même ferveur et la même angoisse qu'aux instants les plus critiques de la guerre, comment ne point nommer la France, la grande blessée, la dépeuplée qui va se dépeuplant, et dont la noble silhouette s'abaisse à l'horizon, jour après jour, comme le profil d'un navire torpillé ? Au début des hostilités, dans un sursaut d'énergie, elle supprima l'absinthe ; mais elle n'osa pas interdire l'alcool ; et le général Galliéni, le libérateur de Paris, devenu ministre de la guerre, fut renversé par la colère des cabaretiers français, que son zèle antialcoolique inquiétait. Or, les Allemands campaient en Picardie ! Date humiliante, funèbre. Elle éclaira, d'une sinistre lueur, une situation qui reste dramatique. Aujourd'hui, notre pays possède 500.000 débitants ; c'est presque le chiffre de notre population protestante en France, avant le retour de l'Alsace-Lorraine, population évaluée à 600.000 âmes. Aujourd'hui, nous comptons un million 700 mille bouilleurs de cru ; or, nous avons perdu un million 700 mille hommes à la guerre ou par la guerre ; ils manquent à l'appel, ces vaillants, mais chacun d'eux est remplacé par une sentinelle qui monte la garde auprès de l'alambic. Aujourd'hui, en pleine crise budgétaire et en pleine famine européenne, l'industrie de l'alcool détruit systématiquement les tonnes de céréales, les tonnes de fruits, et notre France gaspille 13 milliards de francs, souvent d'une manière absurde et nocive. En résumé, notre nation est devenue la race macabre qui fabrique plus de cercueils que de berceaux !

Au surplus, à quoi servirait d'augmenter le nombre des naissances françaises pour augmenter, du même coup, le nombre des alcoolisés français ? D'ores et déjà, sur notre planète, une sélection se dessine, entre les peuples sobres et les peuples empoisonnés ; les premiers, toutes choses égales d'ailleurs (1), montent vers l'hégémonie matérielle, scientifique, morale ; les autres, de plus en plus abâtardis, glissent vers la déchéance fatale.

Ah ! mes frères, des pressentiments pareils donnent le frisson. Qu'un prophète enfin se lève pour crier, sur nos places publiques : « Encore quarante jours, et Ninive sera détruite ! » Qu'un

______

(1) La sobriété des Musulmans reste insuffisante, en elle-même, à contrebalancer les déprimantes influences de l'Islam.

homme de Dieu, un Voyant, guérisse notre cécité nationale ! Et que notre peuple bien-aimé, qui penche vers l'abîme, n'essaye plus de s'en consoler par ces arguments prodigieux : « J'ai des barriques pleines à exporter, j'ai des soldats nègres à importer ! »

Non, pour secouer le cauchemar, pour écarter la catastrophe, il faut un autre esprit ; celui qui inspirait l'apôtre Paul, quand il frappa la courageuse devise : « Le Christ peut-il s'unir à Bélial ? Séparez-vous des idolâtres, et ne touchez pas à ce qui est impur ! »

Bref, il est des crises historiques où le choix s'impose ; rester neutre est impossible, quand il s'agit de voter pour Barrabas ou pour Jésus ; entre l'Alcool et l'Eglise, il faut se décider. Car l'Eglise elle-même est menacée, chaque fois que le visage de la civilisation chrétienne est envahi par le cancer d'un matérialisme païen. Pendant l'effroyable mêlée européenne, où les groupes dirigeants de la chrétienté se martyrisèrent mutuellement et s'entr'égorgèrent durant quatre années consécutives, en célébrant toujours : Noël, Pâques et Pentecôte ! — pendant la mêlée européenne, des millions d'âmes scandalisées renièrent en secret, ou condamnèrent publiquement, l'Eglise : « Puisqu'elle n'a point empêché le carnage fratricide, à quoi sert-elle ? L'Eglise, en réalité, s'est révélée non seulement indigne, mais incapable et inutile. »

Et croyez-le bien, dans tout le domaine de la vie sociale, des raisonnements analogues troublent aujourd'hui les consciences, lasses de l'optimisme traditionnel et des fictions hypocrites. Par exemple, elles n'admettent point que l'Eglise du Christ, en face du hideux et terrifiant alcoolisme, crime de bestialité, se déclare ignorante, indifférente, ou impuissante. Seule, une Eglise totalement dégénérée, apostate, pourrait assister sans larmes de pitié, sans protestation véhémente, sans réitérées tentatives de sauvetage, à l'effondrement définitif d'une race humaine, à l'abêtissement graduel et au ravage final de notre patrie par la boisson.

II

Donc le péril alcoolique existe. Il menace la France ; il menace le christianisme. D'où viendra le secours ? Ouvrons le Nouveau Testament. Voici le tableau de l'Eglise primitive. Examinons-la. Elle ne prétendait pas promulguer une religion nouvelle, au sens liturgique, rituel, sacramentaire, du mot. En propageant l'esprit de Jésus, elle apportait, plutôt, le secret d'une vie nouvelle, d'une manière d'être et de se comporter. L'Evangile se présentait comme une certitude qui régénère, une grande espérance pour l'individu et pour le monde, un programme à réaliser. Et les premiers chrétiens, groupés autour du Christ invisible mais présent, formaient une véritable Ligue. Bref, l'Eglise primitive était une Société à la fois laïque et religieuse, nantie d'une charte constitutive — le Sermon sur la Montagne — et dans laquelle on s'enrôlait volontairement par le baptême des adultes, accompagné d'engagements solennels. Or, cette Société, présidée par Jésus, apparut dès l'abord, dans l'Empire cruel et sensuel de César, comme une Association de « tempérance », au sens le plus général du terme, c'est-à-dire comme une franc-maçonnerie spirituelle dont tous les membres s'affirmaient vainqueurs de leurs passions, régénérés. « Etre tempérant, écrit un philosophe, c'est savoir *comment* on doit vivre, parce qu'on sait *pour* quoi on veut vivre. » Le Christ avait déclaré : « Si quelqu'un veut devenir mon disciple qu'il renonce — non pas à ceci, non pas à cela — mais à *lui-même* » ; renoncement qui renferme tous les autres, puisqu'il implique le refus définitif de *se* chercher, de *se* pousser, de s'admirer, de *se* chérir, de s'adorer.

Ainsi l'Esprit de Jésus, en suscitant ici-bas des êtres humains capables de subordonner leurs plaisirs, leurs intérêts, leurs ambitions au service de leurs frères et du Royaume de Dieu, enracina dans le monde une immortelle *Société de tempérance*, vouée à la Sagesse et à la Sainteté.

Est-il besoin d'ajouter qu'elle fut, en même temps, une Société de tempérance au sens plus spécial de l'expression. Vous le savez bien, celui qui a trouvé la paix du cœur, le repos de la conscience n'a plus besoin de s'étourdir. Une femme auteur disait, au XVIII⁰ siècle : « Le monde est une troupe de fugitifs d'eux-mêmes. » Et Pascal dénonçait avec vigueur, dans les divertissements de l'incrédule, une tentative désespérée pour oublier. De même, en dernière analyse, le recours aux excitants, comme aux stupéfiants, a souvent des raisons d'ordre métaphysique.

Sans doute, on boit pour diverses causes ; et

la soif en est une. Il y a aussi la gourmandise, ou le simple instinct d'imitation, ou encore un effort de réaction contre le surmenage. Mais combien de fois, je le répète, la créature humaine, inquiète et pécheresse, tourmentée d'un sourd malaise moral, cherche à s'évader de sa propre conscience et trouve un alibi dans les fumées artificielles de quelque vertige provoqué.

En réalité, mes frères, et à contempler de haut le problème, pour combattre efficacement le recours aux excitants du cerveau, il faut allumer dans une âme l'enthousiasme religieux. « Ne vous enivrez pas de vin, écrivait l'apôtre, *mais soyez remplis de l'Esprit.* » Et l'on retrouve le même rapprochement significatif dans le récit de l'effusion du Saint-Esprit, au matin de la Pentecôte : « Les spectateurs se moquaient des disciples et disaient : Ils sont pleins de vin doux ! »

Vous le voyez, l'Eglise primitive se manifesta essentiellement, ici-bas, comme une Société de tempérance, dans tous les sens du mot. Mais cette Ligue morale et religieuse, aiguillée vers l'activité sociale et l'action missionnaire, perdit peu à peu son « premier amour » et son orientation évangélique. La préoccupation cultuelle ou ecclésiastique et l'obsession maladive de l'au-delà détournèrent l'Eglise de la tâche, magnifique et ardue, marquée en traits indélébiles dans l'oraison dominicale ; si bien que l'inspiration authentique de l'Evangile finit par se réfugier en dehors de l'Eglise elle-même, comme l'eau d'une source qui, aux alentours d'un torrent desséché, circule dans des ruisselets inaperçus. Que de fois, au cours de l'histoire, des sectes honnies,

utopiques, ridiculement ou farouchement subli-
mes, sauvèrent l'honneur de l'Evangile éternel !
Aujourd'hui, le même office est souvent rempli
par des associations laïques, des Sociétés, des
Ligues. Parmi les plus ardentes, les plus puis-
santes, il faut compter celles qui combattent
l'alcoolisme. Saluons-les avec respect, bénissons-
les ! Elles diffèrent par leurs moyens d'action ;
les unes veulent influencer le Parlement, ou
l'Université, ou l'Armée, ou l'opinion publique ;
d'autres, comme la Société de la Croix-Bleue, que
la prière inspire, entreprennent le relèvement
des buveurs et la préservation de l'enfance ;
d'autres s'adressent au courage de la femme,
cette martyre de l'alcoolisme masculin. Et les
engagements, religieux ou non, réclamés des
ligueurs, imposent tantôt l'abstention des seules
boissons distillées, tantôt l'abstinence de tous les
breuvages qui contiennent de l'alcool ; mais ces
Associations sont unanimes sur un point, c'est
que le triomphe d'un idéal, ici-bas, est lié non à
des publications, non à des discours, mais à une
mobilisation effective des bonnes volontés, à des
prestations personnelles, à un syndicalisme des
consciences coalisées, à des sacrifices individuels.
C'est la méthode adoptée par Jésus quand il
groupa autour de lui les apôtres, cellule initiale
d'une Eglise destinée à évangéliser le monde.
L'apôtre Paul écrivait aux chrétiens de Rome :
« Offrez vos corps en sacrifice vivant et saint,
voilà le culte raisonnable. » Certes, il est raisonnable, car il est le seul qui s'adapte à la formi-
dable réalité de l'erreur, de la souffrance et du
péché. Au début de la bataille de Verdun, nos

soldats offrirent à la France le rempart de leurs seules poitrines ; de même, contre la grosse artillerie des intérêts, des préjugés et des passions alcoolistes, il faut pousser en avant des corps vivants, des individus en chair et en os qui se dévouent, des ligues de convictions associées et d'enthousiasmes solidaires.

En tous les pays où l'alcool recule — car, gloire à Dieu ! Goliath est vulnérable à la tempe, et l'on trouve dans l'eau pure, avec David, les cailloux polis qui abattent le géant — en tous les pays où l'alcool recule, la délivrance est due à l'effort collectif, à l'action directe, à la propagande par l'entraînement contagieux de l'exemple.

Un libre-penseur français, un universitaire, s'est ému d'un pareil spectacle, et il a formulé ses conclusions en termes décisifs : « L'entreprise des Sociétés de tempérance ne tend à rien moins qu'à maintenir l'humanité sur sa vraie voie. Toutes proportions gardées, elles représentent l'équivalent des ordres monastiques du moyen âge, qui sauvegardèrent de la brutalité des mœurs féodales un idéal d'existence disciplinée et largement ouverte à la vie spirituelle. »

III·

Oh ! je connais les objections qui fusent de nos églises, les objections pieuses. On nous oppose, d'abord, la liberté protestante ; on critique la promesse de celui qui s'enrôle, on blâme l'engagement.

Alors, modifions la liturgie du baptême, car elle exige des parents qu'ils s'engagent à élever leurs enfants « selon la *tempérance,* la justice et la piété ». Alors, modifions la liturgie de la réception dans l'Eglise, car les catéchumènes confirment la promesse formulée au moment de leur baptême, et ils s'engagent eux-mêmes, expressément, à vivre « selon la *tempérance,* la justice et la piété ».

La liberté protestante ! Respectons ce noble principe, force et gloire de la Réformation. Mais comprenons-le, appliquons-le intégralement. Ecoutez Luther lui-même. Dans un traité spécial sur la matière, il déclare que le chrétien est rendu libre par la foi, libre de toutes les observances arbitraires, de toutes les tyrannies ecclésiastiques, libre comme un roi, libre comme un dieu ; mais il ajoute immédiatement: « Si la foi fait de lui un seigneur, la charité fait de lui un serf; par l'amour fraternel il devient le serviteur de tous. » Se lier soi-même pour délier autrui, c'est le suprême exercice de la liberté, l'apothéose du libre arbitre.

Que dis-je ? Se lier pour délier autrui ? Mais s'obliger aussi soi-même, afin de *s'affranchir soi-même ;* car Jésus déclare, dans l'Evangile, aux

frivoles prôneurs d'une liberté fallacieuse :
« Qui se livre au péché est esclave du péché. »

Mes frères, je vous en supplie, sous couleur de
liberté protestante, n'attaquez pas dans l'Eglise
le principe rédempteur de l'engagement ; car nos
jeunes gens se lèveraient alors en témoignage
contre les adultes, et nos adolescents réplique-
raient à leurs aînés : « Nous avons juré fidélité à
Jésus-Christ en acceptant la *Loi de l'Eclaireur* ;
nous avons juré fidélité à Jésus-Christ par nos
Engagements de catéchumènes. Laissez-nous suivre jusqu'au bout la voie royale de l'obéissance
qui délivre et du renoncement qui libère ! Nous
aspirons à une piété plus virile, plus disciplinée,
plus concrète ; et si la liberté protestante doit
nous plonger dans l'anarchie d'un vague ou pa-
resseux individualisme, craignez pour nos âmes
l'attirance charmeresse d'une Eglise qui gou-
verne, et qui sait encadrer les volontés, diriger
les esprits, commander aux âmes. »

Et j'entends, encore, une autre objection pieuse
contre les Sociétés de tempérance. Après avoir
invoqué le principe de la liberté protestante, on
allègue le principe de la *moralité chrétienne :*
user sans abuser.

Eh quoi ! murmurent nos censeurs, vous par-
lez d'abstinence, d'abstinence partielle ou totale?
La sagesse évangélique rayonne, au contraire,
dans l'équilibre harmonieux d'une modération
qui se possède.

A cela je réponds, non sans regrets, non sans
mélancolie (car mon cœur est sensible à la beauté
grave de cet idéal) : « O doux philosophes, sua-
ves rêveurs ! quelle est donc la planète enchan-

teresse qui berce au clair de lune votre sérénité ? Votre langage est celui d'un candide qui, en pleine guerre, conserverait la mentalité du temps de paix ; qui s'étonnerait naïvement de l'état de siège, de la censure exercée sur la presse, des restrictions alimentaires... ou même de la mobilisation. »

Mes frères, sur notre planète à nous, sur le globe terrestre, les choses vont assez mal, depuis longtemps déjà. C'est pourquoi, lorsqu'il s'agit de la conduite à tenir ici-bas, il est impossible de raisonner dans l'abstrait, en vue d'une société conjecturale, dans l'hypothèse où certaines conditions, irréalisables pour l'instant, seraient déjà réalisées. La modération, la mesure, la retenue, vertus incomparables ! mais non en pleine bataille. L'alcoolisme est déchaîné comme un chien enragé qui a rompu ses entraves ; sauvagement, il serre la France à la gorge dans ses mâchoires baveuses. Et vous préconisez le calme : « Surtout pas d'excès, point de brusquerie ! Soignez votre maintien ! Gardez-vous de l'intransigeance ! »

En vérité, l'ironie est un peu amère. Eh bien ! je vous dirai, moi, puisque l'heure est tragique, et puisque le moment est venu pour chacun de prendre ses responsabilités, je vous dirai pourquoi j'ai signé l'engagement d'abstinence totale ; c'est pour décharger ma conscience, pour protester, pour jeter l'alarme, pour accomplir, comme les voyants d'Israël, un acte symbolique ; tel un patriote qui, dans l'angoisse d'une calamité nationale, attache un nœud de crêpe au drapeau français.

Et dans la mesure où je m'abstiens d'alcool, je diminue ma part de collaboration aux effondrements qui se préparent, lorsqu'un torrent d'eau de mort et d'alcool enflammé roulera sur nos familles, sur notre pays, sur notre christianisme lui-même. Voilà fatalement l'avenir, si l'opinion publique et la conscience religieuse continuent à somnoler, ou plutôt à dormir d'un sommeil léthargique, d'un sommeil comateux.

On a beaucoup plaisanté, dans notre presse, un propagandiste américain, lequel, après l'armistice, exposait en Europe la thèse assez opportune, assez raisonnable et assez miséricordieuse, qu'il faut décidément affranchir l'humanité de « cette *tyrannie* qui pèse sur le monde moderne: la *liberté* de boire des boissons alcooliques ».

Nos chroniqueurs, nos chansonniers, nos caricaturistes, ont copieusement ridiculisé l'apôtre ; on oubliait seulement qu'il avait souffert au bénéfice de ses convictions, et que des étudiants en médecine, pour défendre les boissons fortes, lui avaient crevé un œil, dans une bagarre. Cela, en Angleterre. Après l'accident, quand une délégation de ces futurs docteurs vint demander pardon à la victime, ce grotesque buveur d'eau, en traitement à l'hôpital, se garda de gémir ou de gronder ; mais, avec un sourire, le nouveau borgne assura ces jeunes gens qu'il ne regrettait rien, pourvu que sa propre infirmité servît désormais la Cause méconnue de la tempérance, cause glorieuse, tantôt persiflée, tantôt exécrée, qui est la cause même de l'humanité sur notre planète et du Royaume de Dieu, puisqu'elle vise à sauvegarder le cerveau de l'homme et à sauver l'esprit.

...La Semaine sainte approche. Avec la chrétienté universelle, nous allons relire le récit de la Passion du Sauveur, celui que nous appelons aussi notre Modèle et notre Chef. Nous méditerons avec recueillement chaque détail de son agonie. Et il en est un, peut-être, qui fixera spécialement votre attention, puisque les boissons alcooliques sont si souvent mélangées de larmes, de sang et de poison :

« Ils lui présentèrent du vin *mêlé de fiel*, et l'ayant goûté il refusa de le boire. »

Amen.

CAHORS, COUESLANT (*personnel intéressé*) — 27.793.

NOTRE MÉTHODE

La Société de la « Croix-Bleue » se propose de guérir les alcooliques. Elle n'admet pas qu'on abandonne des êtres qui pourraient devenir, sans leur passion, des forces sociales de premier ordre.

L'expérience a montré que le buveur a besoin, pour se guérir, de suivre un double régime :

1° Il doit cesser absolument l'usage de toute boisson alcoolique, même du vin, de la bière ou du cidre.

2° Il doit retrouver sa volonté à peu près disparue ; c'est pourquoi, la « Croix-Bleue » l'invite à s'appuyer sur l'énergie morale que développe la vraie prière. Elle laisse à chacun la liberté de sa religion, mais elle ne garantit pas la guérison au buveur qui croirait pouvoir se passer d'une énergie spirituelle supérieure à la sienne.

L'expérience a aussi montré combien le buveur est encouragé dans sa lutte désespérée contre l'alcool, lorsque des personnes, qui n'ont pas besoin de s'abstenir de boissons fermentées pour elles-mêmes, s'en privent par amour pour les victimes de la boisson, et contractent avec elles le même engagement.

Je promets, avec l'aide de Dieu, de m'abstenir pendant ...... à partir d'aujourd'hui, de toute boisson enivrante, sauf ordonnance médicale.

La Croix-Rouge récupère des Combattants,
La Croix-Bleue récupère des Travailleurs.